REMARQUES

SUR LE

PROCÉDÉ PROPOSÉ PAR M. TAYLOR

POUR DÉCOUVRIR

LES TACHES DE SANG

PRÉSENTÉES A LA SOCIÉTÉ DE MÉDECINE LÉGALE

PAR

J. LEFORT

Membre de la Société de médecine légale

PARIS

IMPRIMERIE DE E. MARTINET

RUE MIGNON, 2

1871

REMARQUES

SUR LE

PROCÉDÉ PROPOSÉ PAR M. TAYLOR

POUR DÉCOUVRIR

LES TACHES DE SANG

PRÉSENTÉES A LA SOCIÉTÉ DE MÉDECINE LÉGALE

PAR

J. LEFORT

Membre de la Société de médecine légale

PARIS

IMPRIMERIE DE E. MARTINET

RUE MIGNON, 2

1871

REMARQUES

SUR LE

PROCÉDÉ PROPOSÉ PAR M. TAYLOR

POUR DÉCOUVRIR

LES TACHES DE SANG

La Société de médecine légale a récemment écouté avec le plus vif intérêt la lecture, faite par notre collègue M. le docteur Louis Penard, d'un mémoire intitulé : *Procédé par la teinture de gaïac pour la découverte du sang dans les cas de médecine légale*, par le docteur Alfred Taylor, professeur de médecine légale à l'hôpital de Guy, à Londres.

La grande autorité qui s'attache à la personne comme aux travaux de l'éminent toxicologiste anglais, était bien faite pour attirer d'une manière spéciale l'attention de ceux qui s'occupent de médecine légale, et, d'après les résultats consignés dans ce mémoire, on pouvait considérer comme définitivement résolu le problème si délicat, et depuis si longtemps cherché, de la découverte certaine du sang, partout où il existe en quantité très-minime.

Il m'a semblé cependant que le procédé recommandé par M. Taylor, en raison même du manque de spécificité du réactif employé, méritait, de la part des experts, une certaine réserve ou au moins une extrême prudence : tel est le motif de cette communication, et j'espère que M. Taylor, dont tout le monde, en France, apprécie la grande compétence en médecine légale, ne verra dans mes observations critiques que le désir d'arriver, comme lui, à la solution d'une question qui a le privilége de se présenter à chaque instant dans les affaires concernant l'effusion criminelle du sang.

Un court historique est indispensable ici, afin de faire mieux ressortir toute la valeur des arguments que j'oppose aux observations de M. Taylor.

Depuis longtemps on sait que la résine de gaïac exposée à l'air, et surtout à l'action de certains agents chimiques de nature plus particulièrement oxydante, jouit de la propriété de se colorer en bleu ou en vert bleuâtre : tels sont le chlore, le brome, l'iode, l'acide nitreux, les hypochlorites alcalins ou terreux, les sels de fer, l'ammoniaque, le bichlorure de mercure allié au savon, et même la gomme arabique.

Disons tout de suite qu'à cette liste M. Taylor ajoute encore, parmi les substances minérales, le manganate et le permanganate de potasse, les peroxydes de plomb, de manganèse et de fer, le ferrocyanure et le ferricyanure de potassium, le platine finement divisé ; et parmi les substances organiques, le gluten, le lait non bouilli, la pulpe de pomme de terre crue et les sucs de quelques racines fraîches qui n'ont pas été exposés à l'action de la chaleur.

Je ferai remarquer en passant cette intéressante observation faite par M. Taylor, que le lait et les sucs végétaux qui colorent la résine de gaïac en bleu perdent cette propriété lorsqu'on les soumet à l'action de la chaleur.

« Il suit de là, ajoute M. Taylor, que le bleuissement du gaïac est, dans tous les cas, un simple procédé d'oxydation, et qu'il peut se manifester plus tôt ou plus tard par le seul contact de quelques substances minérales et organiques avec la résine de gaïac. »

Je reviendrai plus tard sur cette conclusion ; mais, en attendant, je dirai que je ne crois pas qu'on puisse considérer comme absolument exacte la théorie du bleuissement de la résine du gaïac, telle que l'énonce M. Taylor, parce que ce phénomène de coloration se produit également avec des substances qui, dans l'état ordinaire des choses, ne doivent pas être rangées parmi les corps oxydants; de ce nombre sont l'ammoniaque et la gomme arabique.

Mais poursuivons cette étude historique.

M. Gentilhomme a indiqué que le kirsch colorait le bois de gaïac, et M. Schönbein, attribuant cette coloration à l'acide prussique, annonça que la teinture de gaïac mélangée avec le sulfate de cuivre constituait un excellent réactif pour la découverte de cet acide. Mais les observations de MM. Lebaigue, Gobley, Poggiale et Marty, faites à la Société de pharmacie de Paris, ne tardèrent pas à montrer que la réaction indiquée par M. Schönbein, tout en étant exacte et extrêmement sensible, pouvait être néanmoins confondue avec des réactions qui s'en rapprochent assez pour faire naître l'indécision.

La résine de gaïac est-elle un meilleur réactif pour le sang que pour l'acide prussique? Telle est la question que je vais aborder maintenant.

En 1861, M. Schönbein a découvert que le peroxyde d'hydrogène ou antozone était sans action sur la teinture de gaïac, mais que ce réactif bleuissait cette résine sous l'influence des corpuscules de sang en dissolution.

Deux années plus tard, le chimiste hollandais van Deen mit cette observation à profit, et il montra que toutes les fois qu'on traitait du sang par de la teinture de gaïac et de l'essence de térébenthine ozonisée, on obtenait une coloration bleue qu'il considérait comme caractéristique du sang; mais peu de temps après, le docteur Liman, de Berlin, qui avait étudié avec beaucoup de soin la réaction signalée par M. Schönbein et l'application du bleuissement de la teinture de gaïac pour la recherche du sang dans les cas de médecine légale, a formulé les conclusions suivantes, bien différentes de celles de M. van Deen :

1° *Lorsque le procédé donne un résultat négatif, on peut en conclure sûrement qu'il n'y avait pas de sang.*

2° *Lorsque la réaction a donné un résultat positif (une coloration bleue), on ne saurait affirmer que du sang s'y trouve certainement, à moins que ce signe ne soit corroboré d'autre part.*

Tous les chimistes qui, depuis le travail de M. Liman, ont eu à s'occuper de la découverte du sang par la teinture de gaïac et l'essence de térébenthine ozonisée, ont considéré ce procédé comme fournissant des résultats douteux; et comment en serait-il autrement, lorsqu'on voit la résine de gaïac, le principal agent de cette réaction, bleuir avec un nombre presque illimité de substances appartenant aux trois règnes de la nature.

M. Taylor ne semble pas partager tout à fait cet avis, car, tout en reconnaissant que la teinture de gaïac possède en effet la propriété de se colorer en bleu par les matières les plus diverses, il pense cependant que le procédé qu'il conseille, appliqué avec discernement, peut servir avec avantage à la découverte du sang. « L'usage du gaïac, dit-il, ajoute un autre et important réactif chimique à tous ceux employés jusqu'ici pour la découverte du sang. Il met un chimiste en état de parler avec une certitude raisonnable de la présence du sang, quand il est en petites quantités, et d'en trouver la trace dans le cas où l'on a tenté d'en enlever les marques par des lavages. D'autre part, quand les résultats sont négatifs, il lui permet de dire qu'une tache suspecte n'a pas été causée par le sang, fait d'importance capitale dans quelques enquêtes médico-légales. »

Voici d'abord sur quelle base repose le nouveau procédé de ce savant toxicologiste : le principe colorant rouge du sang, qu'il provienne d'un mammifère, d'un oiseau, d'un poisson ou d'un reptile, n'a pas d'action oxydante ou colorante sur la résine de gaïac ; mais, s'il est associé avec un autre corps qui contient de l'antozone, le gaïac est oxydé, et alors le sang acquiert une couleur bleue variant en intensité suivant la quantité de matière colorante rouge qu'y s'y trouve.

M. Taylor se sert, pour produire cette réaction, de teinture de gaïac préparée avec de l'alcool marquant 83 degrés, et de peroxyde d'hydrogène, ou mieux encore d'éther ozonisé.

Si l'objet sur lequel le sang est fixé est blanc et peut être lavé, on le place dans une très-petite quantité d'eau distillée afin de dissoudre la tache, puis on ajoute dans le liquide un peu de teinture de gaïac et ensuite quelques gouttes d'éther ozonisé : dans le cas de la présence du sang, le mélange acquiert aussitôt une teinte bleue ou bleue verdâtre.

Quant à la découverte du sang répandu sur une étoffe foncée, où les taches sont invisibles, ou quand le drap a été lavé, voici comment M. Taylor conseille d'opérer :

« La portion suspecte du drap doit être mouillée avec de l'eau distillée. Deux ou trois feuilles de papier brouillard blanc préalablement essayées par le gaïac seront vigoureusement pressées sur la tache mouillée : si la tache a été produite par la matière colorante du sang, une tache rougeâtre ou jaune rougeâtre, ou (si c'est du vieux sang) une tache brune s'imprime sur le papier. Le chimiste peut alors, avant d'ajouter du gaïac, être en état de se former une opinion et d'apprécier si la tache est telle que pourrait la produire du sang. S'il obtient une couleur rouge, il peut traiter par l'ammoniaque un morceau de papier taché, pour voir si cet alcali change la couleur en teinte cramoisie ou verte. Sur un autre morceau de papier, on laissera tomber une ou deux gouttes de teinture de gaïac. Qu'il se manifeste tout à coup un changement en couleur bleue, alors une recherche ultérieure peut être nécessaire pour déterminer si le principe colorant est dû au sang ou à toute autre cause.

« Si cependant la tache sur le papier ne subit pas de changement par l'addition du gaïac seul, alors il y a présomption qu'elle peut être due à du sang, et cette conclusion deviendra très-évidente si, par l'addition de quelques gouttes d'éther antozonique, le morceau de papier taché acquiert une couleur bleue variant d'un pâle bleu ciel à un indigo foncé, en rapport avec la quantité de matière colorante du sang qui s'y trouve. »

J'ai répété avec beaucoup de soin les expériences de M. Taylor, et je dois dire que toutes les fois que j'ai opéré avec du sang normal et récent répandu sur des tissus blancs, je les ai trouvées très-exactes. Comme exemple de la sensibilité de la réaction signalée par M. Taylor, je rappellerai qu'une goutte de sang dissoute dans 100 grammes d'eau distillée donne avec la teinture de gaïac et l'antozone une coloration bleue verdâtre très-apparente.

Je pense donc que si du linge ou un vêtement blanc avait reçu du sang dont la plus grande partie aurait été enlevée par un lavage à l'eau froide, l'expert trouverait dans le procédé de M. Taylor un moyen très-commode pour reconnaître l'existence de la très-petite quantité du sang restée emprisonnée encore dans les mailles de tissu, sans qu'il puisse cependant se baser sur cette réaction unique pour conclure d'une manière absolument certaine à la présence de ce principe de l'organisme.

Il reste maintenant à savoir si l'extrême sensibilité de la réaction que je viens de signaler ne peut pas être la cause d'une fausse interprétation par des experts beaucoup moins habiles que M. Taylor, ou trop confiants dans ce nouveau mode de la recherche du sang.

Jusqu'ici, j'ai raisonné dans l'hypothèse que le sang était

normal, récent, et que le tissu sur lequel ce liquide était fixé n'avait reçu aucune souillure ni aucune teinture. Il m'a semblé que dans ce dernier cas le procédé de M. Taylor n'avait pas toute la précision et la sûreté désirables.

Si, en effet, je dis que le sang doit être normal pour produire une réaction nette avec la teinture de gaïac et l'antozone, c'est que M. Taylor lui-même a signalé que du sang contenant du pus se comportait différemment avec ces réactifs que le sang ordinaire ; ainsi dans un appendice à son Mémoire et ne datant que du mois de février dernier, M. Taylor dit ceci : « M. le docteur Day, de Geeling, me fait savoir qu'il a découvert que le sang de la pyohémie, sang qui procède d'une surface suppurante, a la propriété d'oxyder le gaïac sans exiger l'addition du peroxyde d'hydrogène sous quelque forme que ce soit. »

L'action du temps ne peut-elle pas également modifier le sang de manière que ce liquide de l'économie se comporte comme le sang qui a été mélangé avec du pus ou avec des matières étrangères? C'est encore dans l'appendice à son Mémoire que M. Taylor se charge de résoudre cette question.

« En juillet 1868, dit M. Taylor, j'ai examiné un échantillon de sang desséché (le caillot sec consistait principalement en matière colorante et en fibrine) qui avait été pris sur un animal ; il avait été séché par l'exposition à l'air et conservé sans précaution spéciale dans une bouteille pendant neuf années. Une petite portion de la substance desséchée donna une couleur brunâtre à l'eau distillée en quelques minutes. La solution n'avait pas la teinte rouge particulière au sang, mais en l'examinant au spectroscope on aperçut les bandes d'absorption du sang. Il y avait une bande dans les rayons rouges, une seconde à la bordure des rayons verts où ils rejoignaient les rayons jaunes, et une troisième au milieu des rayons verts. La bande d'absorption dans le rouge est, selon M. Sarby, caractéristique du vieux sang.

« Lorsque la teinture de gaïac fut ajoutée à la solution de couleur brunâtre, elle produisit en quelques minutes une couleur bleue provenant de la résine précipitée comme celle qui se produit dans le sang frais, mais dans ce dernier cas seulement, après l'addition du peroxyde d'hydrogène. Comme le vieux sang a causé ainsi directement l'oxydation de la résine, il a agi comme un composé ozonisé, mais cependant il n'avait plus la facilité de décomposer une solution d'iodure de potassium et de mettre l'iode en liberté. »

J'ai tenu à faire connaître textuellement ces deux observations afin de mieux montrer les divers mécomptes auxquels un expert peut se trouver amené par l'emploi de la résine de gaïac et du peroxyde d'hydrogène pour la découverte du sang placé dans les conditions anormales. Ainsi, dans le premier cas, le sang par la quantité de matière purulente qu'il renfermait et qui avait évidemment changé ses propriétés chimiques, le sang, dis-je, s'est comporté avec la teinture de gaïac comme toutes les substances minérales et organiques qui colorent cette résine sans l'intervention de l'antozone : dans le second cas, le sang évidemment modifié à la suite de son séjour prolongé au contact de l'air est encore très-facile à distinguer par la spectroscopie, mais si on lui applique le procédé de M. Taylor, le doute ne tarde pas à naître, attendu que la coloration bleue s'est produite sans le concours de l'antozone.

Le rôle que M. Taylor fait jouer à l'antozone pour la découverte du sang est trop important pour que je n'en dise pas un mot ici.

Pour M. Taylor, le sang est, de toutes les substances essayées jusqu'à ce jour, le seul qui, en présence de l'antozone, colore la teinture de gaïac. Mais cette conclusion n'engage-t-elle pas un peu trop l'avenir? Ou, en d'autres termes, les propriétés chimiques de l'antozone sont-elles assez connues maintenant pour qu'on puisse le considérer comme un réactif propre à servir avec sûreté à la recherche du sang en médecine légale? Je ne le crois pas.

M. Taylor pense, ai-je dit plus haut, que le bleuissement de la résine de gaïac dépend d'un changement de couleur produit par l'oxydation. D'autre part, d'après M. Schönbein, le peroxyde d'hydrogène ou antozone possède la propriété de séparer l'oxygène totalement ou en partie d'un grand nombre de corps oxydants, en même temps qu'il perd lui-même la moitié de son oxygène, c'est-à-dire que l'antozone a le singulier privilège d'être, suivant les circonstances, un agent tout à la fois d'oxydation et de réduction.

En analyse chimique, un réactif a d'autant plus de valeur que l'opérateur peut connaître à l'avance toutes les éventualités des réactions qu'il observe; mais alors comment un expert peut-il prévoir les réactions multiples de l'antozone et de la résine de gaïac avec les nombreuses matières minérales, végétales et animales qui se rencontrent naturellement ou accidentellement avec le sang? Sans aucun doute les hypochlorites, les permanganates, colorent en bleu la résine de gaïac par un phénomène d'oxydation, mais cette résine se colore aussi en bleu par l'ammoniaque, par la fumée de tabac, par l'acide prussique lorsque la résine est additionnée de sulfate de cuivre, par le savon mélangé avec du bichlorure de mercure, par la gomme arabique et nullement par la gomme adragant d'après mes expériences; or, je ne crois pas qu'il soit possible de comparer ces dernières colorations, du moins sous le rapport théorique, avec celles qui sont produites par les substances réellement oxydantes, comme les peroxydes, les hypochlorites et les permanganates.

Cette grande diversité d'action de la résine de gaïac sous

l'influence des matières les plus différentes recèle donc, on le voit, beaucoup d'inconnues que la chimie mettra peut-être longtemps à éclairer, et contre lesquelles un expert, chargé du problème toujours si délicat de renseigner la justice, ne saurait trop se mettre en garde. Et qu'on ne suppose pas que ces observations soient purement spécula-tives, en voici deux exemples des plus convaincants.

1° Un mouchoir de poche ayant reçu une grande quantité de mucus nasal est étalé sur une assiette, mouillé avec une petite quantité d'eau distillée et additionnée de quelques gouttes de teinture de gaïac ; aucune coloration ne se ma-nifeste ; mais dès que j'y ajoute du peroxyde d'hydrogène, immédiatement il se produit une coloration bleue très-intense, réaction absolument identique avec celle que four-nirait un linge blanc imprégné de sang.

2° Sur un linge blanc je dépose de la salive très-normale, recueillie le matin avant l'introduction de tout aliment dans la bouche, je l'étale avec une spatule et, sur la partie mouil-lée, je verse quelques gouttes de teinture de gaïac ; il ne se manifeste pas de coloration ; mais dès que j'y ajoute de l'antozone, les points où la salive et la résine de gaïac se sont mélangées se colorent en bleu intense, comme si l'on avait affaire à du sang ou à du mucus nasal.

Ici le doute n'est plus permis, le mucus nasal et la salive se comportent avec la teinture de gaïac et l'antozone comme le ferait le sang, et il se peut que ces réactions ne soient pas les seules qui appartiennent aux trois principes de l'organisme que je viens de signaler.

Mais allons encore plus loin.

M. Taylor a indiqué que le vin rouge ne se colorait pas en bleu par la teinture de gaïac et l'antozone ; cela est vrai pour l'instantanéité de la réaction ; mais en attendant quel-ques heures, j'ai observé que, suivant la qualité du vin et sa richesse en principe colorant, un linge imprégné de vin

rouge acquerrait toujours une teinte bleue plus ou moins
prononcée. Or, on sait combien l'expert est exposé à ren-
contrer, sur des vêtements ou du linge ayant servi aux vic-
times ou aux auteurs des crimes, des taches de vin.

Voilà donc des causes d'erreurs possibles, que l'application du procédé de M. Taylor n'avait pas prévues, et qui
sont susceptibles de se représenter sous une autre forme,
par l'intervention, par exemple, des matières colorantes
minérales ou organiques qui servent dans la teinture. Ainsi,
j'ai reconnu qu'un tissu teint par le bleu de Prusse, décoloré
en partie à la lumière, reprenait sa teinte bleue foncée pri-
mitive par une simple addition de teinture de gaïac, résultat qui n'a pas lieu de surprendre lorsqu'on sait que les
composés à base de cyanures, utilisés journellement dans la
teinture, se colorent tous par la résine de gaïac.

D'après M. Phipson, la matière colorante qui existe à
l'état incolore dans plusieurs champignons appartenant au
genre *Boletus*, tels que le *Boletus cyanescens* et le *Boletus
luridus*, possède la propriété de l'aniline, c'est-à-dire de se
colorer en bleu avec les réactifs oxydants. Tout le monde
sait, en effet, que l'aniline et ses combinaisons salines se
colorent en bleu par les réactifs oxydants. Or, supposez du
sang répandu sur un vêtement contenant des sucs de végétaux ou teint avec l'un de ces nombreux composés d'aniline dont la teinture fait actuellement un si fréquent usage ;
comment différencier nettement la coloration bleue produite par ces matières de celle fournie par le sang ?

Par un sentiment de prudence qui honore au plus haut
degré son auteur, M. Taylor recommande l'application de
son procédé après les observations obtenues au moyen du
microscope, du spectroscope et des réactions chimiques
indiquées dans les ouvrages classiques pour la recherche du
sang. C'est en effet à ce point de vue seulement que ce nouveau mode analytique doit être envisagé, et bien loin de la

proscrire de l'analyse chimique, je le considère, au contraire, comme pouvant rendre des services à la médecine légale, surtout lorsque le temps l'aura encore mieux fait connaître.

En résumé, je conclus que lorsqu'une tache de sang a laissé des traces de son passage sur un tissu blanc, non souillé par des matières étrangères, l'emploi de la résine de gaïac et de l'antozone peut fournir une indication très-précieuse, mais n'acquérant une valeur réelle que si elle a été corroborée par d'autres moyens analytiques. Mon opinion, à cet égard, est tout à fait conforme à celle de M. Taylor.

Au contraire, si le sang est répandu sur un tissu teint ou souillé par des matières étrangères, comme du mucus nasal et de la salive, je maintiens que la réaction obtenue au moyen de la teinture de gaïac et de l'antozone n'est pas une preuve affirmative de la présence du sang.

Enfin, l'absence de toute coloration bleue ou verdâtre par l'emploi successif de la teinture de gaïac et de l'antozone est un indice certain que la tache suspecte n'est pas produite par du sang ; je constate qu'à ce point de vue surtout les observations de M. Taylor offrent un immense intérêt, et la Société de médecine légale de Paris ne peut que remercier M. Penard d'avoir bien voulu les faire connaître avec détail.

Paris. — Imprimerie de E. Martinet, rue Mignon, 2.